Nikil Kumar Jain

# Antibióticos em cirurgia oral e maxilofacial

Nikil Kumar Jain

# Antibióticos em cirurgia oral e maxilofacial

ScienciaScripts

**Imprint**



Cover image: www.ingimage.com

This book is a translation from the original published under ISBN 978-3-659-78630-3.

Publisher:
Sciencia Scripts
is a trademark of
Dodo Books Indian Ocean Ltd. and OmniScriptum S.R.L publishing group

120 High Road, East Finchley, London, N2 9ED, United Kingdom
Str. Armeneasca 28/1, office 1, Chisinau MD-2012, Republic of Moldova, Europe
Printed at: see last page
**ISBN: 978-620-8-18639-5**

## RECONHECIMENTO

***"Dethant GOD, agradeço-te por todas as tuas bênçãos, por me teres conduzido através de provações e medos até ao sucesso, por me mostrares a luz mesmo em tempos de grande escuridão e por me dares força para chegar até aqui."***

## PREFÁCIO

A profilaxia antibiótica na cirurgia oral e maxilofacial visa a prevenção da infeção das feridas cirúrgicas. A descoberta dos antibióticos foi um dos avanços mais importantes na área da saúde na história da humanidade e são considerados medicamentos milagrosos, uma vez que são as nossas armas mais eficazes contra doenças infecciosas provocadas por microrganismos como bactérias, fungos e parasitas. Os antibióticos têm uma eficácia bem documentada no tratamento de doenças infecciosas estabelecidas e como agentes profilácticos em doentes medicamente comprometidos e são muito importantes na cirurgia oral e maxilofacial.

# ÍNDICE DE CONTEÚDOS:

# CAPÍTULO 1

## Introdução

A utilização de antibióticos é parte integrante da prática da cirurgia, da medicina e da medicina dentária. Os antibióticos foram introduzidos na utilização clínica há muito tempo. A era dourada da quimioterapia anti-microbiana começou com a utilização clínica da penicilina em 1941. Nos últimos 70 anos, os "medicamentos milagrosos" revolucionaram os cuidados de saúde. É evidente que estes medicamentos eliminaram ou reduziram consideravelmente a morbilidade e a mortalidade causadas pelas infecções. Várias infecções e doenças importantes foram tão bem controladas que muitos jovens médicos e dentistas só as conhecem através dos seus manuais escolares.

Os antibióticos são utilizados quer para a prevenção de infecções, quer para o tratamento de infecções. Os médicos são rápidos a utilizar antibióticos para qualquer problema clínico que possa ser uma infeção bacteriana, por vezes também em infecções virais. Esta abordagem padrão conduziu a uma utilização excessiva de antibióticos, o que, por sua vez, levou à evolução de bactérias resistentes aos antibióticos.

Neste momento, todos sabemos que o mundo tem um problema com as bactérias que são resistentes a todas as formas conhecidas de antibióticos. Apesar do desenvolvimento de antibióticos mais recentes e de espetro mais alargado, estão a acontecer coisas estranhas no nosso mundo. Quando pensávamos que toda a nossa magia e ciência tinham vencido a maioria das principais doenças do mundo, tivemos a surpresa das nossas vidas...

Doenças como a tuberculose, o sarampo, a poliomielite, a varíola, etc., estão a regressar e, aparentemente, com grande força. Esta nova colheita de doenças é mais forte e mais virulenta do que nunca. E o que é mais preocupante é o facto de estas estirpes mutantes de bactérias e vírus parecerem ser resistentes a todos os medicamentos e terapias modernos.

Acreditava-se que a ameaça das doenças microbianas estava controlada na década de 1980, mas desde então os estreptococos resistentes aos antibióticos, as pseudomonas multirresistentes, os estafilococos resistentes à meticilina e os enterococos resistentes à vancomicina dificultaram o controlo da infeção nas UCI. A emergência de anaeróbios resistentes à penicilina tornou-se comum na infeção odontogénica. A notoriedade ameaçadora do vírus Ébola, que chamou a atenção dos cabeçalhos dos meios de comunicação social e das bilheteiras de cinema em todo o país, é mais uma chamada de atenção para as doenças mortais e resistentes aos medicamentos que nos podem aguardar. Mesmo na Índia, há alguns anos, registou-se um surto de peste em Surat, Gujarat. Mais recentemente, o mundo conheceu um novo ataque de SARS (síndroma respiratório agudo grave) e de gripe aviária. A presença destas doenças e destes organismos é a prova de que os antibióticos não eliminaram as infecções bacterianas e virais.

- As bactérias são quase infinitamente adaptáveis e podem tornar-se resistentes se forem expostas a um antibiótico em quantidade suficiente e de forma sub-letal. Quando mesmo algumas bactérias atingem esta resistência, esta pode ser facilmente transmitida a outras células bacterianas através de vários métodos diferentes. As bactérias podem transferir informação genética através de três mecanismos
- Transformação,

- Transdução,
- Conjugação.

Estes organismos resistentes geneticamente alterados podem continuar a estar muito à frente dos nossos esforços para controlar as doenças infecciosas.

Estamos a utilizar antibióticos há muitos anos. Para combater a ameaça microbiana, dispomos de uma série de antibióticos mais antigos e mais recentes. O novo trabalho de investigação sobre a utilização de péptidos antibacterianos e de técnicas genéticas para melhorar a resposta imunitária do doente é promissor. Os antibióticos, que estão a ser utilizados clinicamente, são desenvolvidos com grande esforço e tempo. Os investigadores gastaram muitos anos/décadas e dinheiro no desenvolvimento dos antibióticos atualmente disponíveis.

Os médicos e os doentes devem considerar as novas e diferentes abordagens para tratar as infecções e, ao mesmo tempo, minimizar o uso excessivo de antibióticos. Esta abordagem fornecerá os antibióticos eficazes para os doentes mais graves e, ao mesmo tempo, suspenderá os antibióticos quando não forem indicados. Chegou o momento de reduzir a utilização global de antibióticos através da adoção de várias medidas concretas.

## CAPÍTULO 2

### Antibióticos em cirurgia oral

Os antibióticos que foram desenvolvidos nos últimos 50 anos têm um impacto significativo na saúde da raça humana. Os antibióticos em cirurgia oral são utilizados principalmente para dois objectivos.

1) Profilaxia antibiótica para prevenir infecções.

2) Antibióticos no tratamento de infecções.

Profilaxia antibiótica para prevenir infecções:[1]

O termo antibióticos profilácticos implica a utilização de tais antibióticos como medida preventiva na ausência de uma infeção estabelecida. Embora praticamente todas as feridas traumáticas possam ser consideradas contaminadas com bactérias até certo ponto, apenas uma pequena percentagem acaba por ficar infetada. Por conseguinte, é possível que apenas um subconjunto de feridas ou doentes de alto risco possa beneficiar de antibióticos profilácticos. Ao considerar o papel dos antibióticos na prevenção da infeção da ferida, é importante ter em conta os factores de risco de infeção. Estes factores estão relacionados com a natureza do hospedeiro, as caraterísticas da ferida e o tratamento utilizado.

De acordo com os princípios da profilaxia pré-cirúrgica, os antibióticos, se tiverem de ser administrados, devem ser administrados o mais rapidamente possível após a lesão, se possível nas primeiras 3 horas, e continuados durante 3 a 5 dias. A terapêutica antibiótica deve também ser dirigida contra os agentes patogénicos mais comuns da pele, Staphylococcus aureus e estreptococos. A cloxacilina e as cefalosporinas de primeira geração são adequadas como terapêutica de primeira linha.

Mark e Granquist analisaram a literatura sobre a utilização de antibióticos profilácticos para o tratamento de feridas intra-orais. Concluíram que os antibióticos orais profilácticos desempenham um papel inconclusivo no tratamento de feridas intra-orais. A aplicação de pomadas antibióticas tópicas tem sido frequentemente proposta para ajudar a reduzir as taxas de infeção e evitar a formação de crostas.

A prevenção da infeção da ferida é um dos principais objectivos de todos os cirurgiões. Apesar da utilização das melhores técnicas cirúrgicas, algumas cirurgias continuam a comportar um risco elevado de infecções da ferida[2] . O risco de infeção é maior quando o sistema imunitário do doente está comprometido. Quando ocorrem infecções, estas resultam num aumento da morbilidade e do sofrimento do doente. Isto leva a despesas adicionais para o doente e a uma maior utilização de antibióticos e a um atraso na recuperação. Os estudos clínicos demonstraram que o risco de infeção é reduzido pela administração de antibióticos profilácticos. Há certos riscos inerentes associados à utilização destes agentes, como reacções tóxicas e alérgicas, aparecimento de bactérias resistentes, interações medicamentosas e supra-infecções. Além disso, os antibióticos profilácticos não previnem todas as infecções pós-operatórias[2] . Por estas razões, a sua utilização deve basear-se na compreensão de determinados princípios básicos. O objetivo deste capítulo é rever estes princípios e discutir a sua aplicação em situações clínicas específicas.

# CAPÍTULO 3

## Os princípios dos antibióticos profilácticos

O princípio da profilaxia antibiótica adequada foi estabelecido em cirurgia geral e é aplicável ao campo da cirurgia oral[3]

Os princípios são os seguintes

1. O procedimento previsto deve comportar um risco significativo de infecções pós-operatórias.
2. Deve ser selecionado o antibiótico correto.
3. O antibiótico deve ser administrado de forma correta, de modo a que o nível de antibiótico seja elevado, sendo preferível a utilização da exposição mais curta e eficaz ao antibiótico
4. Não confiar apenas nos antibióticos profilácticos para prevenir infecções pós-operatórias. A prevenção da infeção pode ser alcançada através de dois objectivos
   a) Reduzir o número de bactérias na ferida cirúrgica
   b) Reforçar as defesas do hospedeiro de modo a evitar que as bactérias que inevitavelmente entram na ferida causem uma infeção clinicamente evidente.

## O risco de infeção

O fator mais importante, que aumenta o risco de infeção pós-operatória, é a contaminação da ferida.[4] A idade do doente, a natureza da doença subjacente, a presença de tecido necrótico e uma diminuição do fornecimento de sangue podem aumentar o potencial de infeção da ferida. As feridas cirúrgicas gerais foram classificadas de acordo com o grau de contaminação esperado e a incidência esperada de infecções pós-operatórias em cada classe é desconhecida[5] . Esta classificação baseia-se na contaminação dos tractos respiratório, gastrointestinal/genitourinário. Devido à diferença na resposta do hospedeiro a essa contaminação e à contaminação oral, esta classificação não pode ser utilizada para feridas intra-orais. No entanto, é modificada para estabelecer as indicações para antibióticos profilácticos na cirurgia oral e maxilofacial.

CLASSE 1- Feridas cirúrgicas limpas, baixas taxas de infeção, sem trauma/inflamação significativa dos tecidos, a incisão fecha primariamente, a ferida não é drenada e não há comunicação com a cavidade oral. A cirurgia limpa tem uma taxa de infeção de aproximadamente 2%.

CLASSE 2- Feridas cirúrgicas limpas e contaminadas semelhantes às feridas limpas, mas a comunicação com a cavidade oral ocorre sem contaminação bacteriana significativa. A taxa de infeção esperada é de 10 % a 15 %

CLASSE 3- Feridas cirúrgicas contaminadas; lesões traumáticas recentes que envolvem a cavidade oral, as feridas foram drenadas pelo cirurgião. A taxa de infeção é de 20 % a 30 %.

CLASSE 4- Feridas sujas de origem traumática com tratamento tardio que comunicam com a cavidade oral e contêm tecido desvitalizado ou corpos estranhos.

- As feridas limpas não requerem profilaxia antibiótica; no entanto, esta deve ser utilizada em feridas limpas contaminadas.
- As feridas contaminadas podem normalmente ser tratadas com antibióticos pré-operatórios se não existirem outros factores de risco significativos.
- Os antibióticos pós-operatórios são considerados se o sistema imunitário do doente

estiver comprometido.

- Os doentes com feridas sujas, que já estão infectadas, necessitam de antibióticos terapêuticos pré-operatórios e pós-operatórios.
- Outros factores cirúrgicos, para além do grau de contaminação, também podem influenciar as taxas de infeção. Os procedimentos cirúrgicos que duram mais de três horas e os procedimentos para a inserção de corpos estranhos importantes (implantes) têm ambos taxas de infeção mais elevadas.
- A questão da defesa do hospedeiro também é importante na consideração de antibióticos profilácticos.

Em geral, os seguintes grupos de doentes têm uma maior tendência para a suscetibilidade à infeção.

- Grupo de doentes com diabetes mal controlada, doença renal em fase terminal, cirrose alcoólica grave e síndromes de desnutrição.
- Grupo de doentes que sofrem de doenças que interferem com as defesas do hospedeiro, incluindo as doenças mieloproliferativas, neutropénicas e agamaglobulinemia.
- Grupo de doentes que tomam medicamentos imunossupressores que interferem com as defesas do hospedeiro, como a ciclosporina e os esteróides e os medicamentos quimioterapêuticos para o cancro.

Tendo em conta os factores acima referidos, deve ser tomada a decisão de utilizar antibióticos profiláticos e antibióticos pós-operatórios para evitar a recontaminação durante o período pós-operatório.

**Seleção do antibiótico**

Deve ser feita uma seleção adequada de antibióticos para fins profiláticos num determinado doente. Esta seleção é feita com base em determinados requisitos.

- Os antibióticos escolhidos pelo cirurgião devem ser eficazes contra as bactérias mais susceptíveis de causar infeção após o procedimento cirúrgico. Não é necessário que sejam capazes de eliminar todas as bactérias patogénicas encontradas. Os estreptococos, os cocos aeróbios gram+ve e os bastonetes aeróbios gram -ve são organismos habitualmente contaminantes das feridas na cirurgia oral e maxilofacial.[6] As infecções por bactérias anaeróbias também são consideradas. Quando a pele está envolvida, a presença de staphylococcus aureus e epidermidis também é considerada.
- Utilização do agente menos tóxico disponível.
- O antibiótico selecionado deve ser bactericida, não alérgico, capaz de atingir concentrações tecidulares terapêuticas e ter uma semi-vida longa, de modo a que não seja geralmente necessária uma nova dosagem durante o procedimento.

O antibiótico que atualmente preenche este requisito é a penicilina. Para procedimentos transcutâneos, podem ser utilizadas cefalosporinas de primeira geração, como a cefazolina, uma vez que são eficazes contra a maioria dos estafilococos. Se o doente tiver reacções não anafiláticas à penicilina, está indicada uma cefalosporina de primeira geração. Para os doentes que tiveram uma reação anafilática à penicilina, a clindamicina é frequentemente recomendada como terceira escolha.[2]

**Administração correta de antibióticos**

O antibiótico selecionado deve ser utilizado na dose certa, na via certa, no momento certo e durante a duração certa. A abordagem acima referida é conhecida como terapia antibiótica racional.[7] Torna o antibiótico o mais eficaz possível e reduz o desenvolvimento de resistência bacteriana.

- Para que um antibiótico tenha a máxima eficácia, a concentração plasmática deve ser elevada, de modo a permitir a difusão no tecido contaminado pela bactéria. Para o conseguir, o antibiótico profilático pré-operatório deve ser administrado no dobro da dose terapêutica habitual.[8]
- É considerado o momento correto da administração de antibióticos. Para ser o mais eficaz possível, o antibiótico deve estar no tecido no momento em que ocorre a contaminação. Como orientação geral, os antibióticos não devem ser administrados no dia anterior nem no quarto do doente antes da chegada ao bloco operatório.[2] O antibiótico deve ser administrado por via intravenosa/ intramuscular 30 minutos antes da colocação da incisão, no dobro da dose terapêutica.[9] Para a penicilina a dose é de 2 milhões de unidades e para a cefazolina é de 1g.
- Esta dose proporciona uma cobertura adequada até 4 horas (Regra geral, o intervalo entre as doses de antibióticos profilácticos deve ser metade do intervalo terapêutico habitual). No entanto, se o procedimento for prolongado, é aconselhável administrar doses adicionais de 4 em 4 horas até à conclusão da cirurgia.
- Em doentes clinicamente comprometidos, pode ser aconselhável continuar a administrar antibióticos orais profilácticos até que a ferida esteja biologicamente selada.
- Utilizar a exposição mais curta e eficaz ao antibiótico.10 A continuação da administração de antibióticos após a cirurgia não diminui a incidência de infeção da ferida.[3] Para procedimentos curtos, uma dose única de antibiótico no pré-

operatório é suficiente para evitar a contaminação da ferida. Para procedimentos mais longos, são administradas doses intra-operatórias conforme necessário e uma dose final na sala de recobro é suficiente para controlar a infeção.

- A nova abordagem reduzirá a toxicidade, a alergia e a supra-infeção e diminuirá globalmente a utilização de antibióticos e as despesas. Igualmente importante é o facto de este tipo de utilização de antibióticos a curto prazo ter sido associado essencialmente a poucos efeitos secundários e complicações.[11,12] Normalmente, são utilizados antibióticos com pouca ou nenhuma toxicidade, como a penicilina e as cefalosporinas. Houve relatos ocasionais de colite pseudomembranosa associada à utilização profiláctica de ampicilina, cefalosporinas e clindamicina. Além disso, os antibióticos profilácticos de curta duração não têm qualquer influência no crescimento de bactérias resistentes.

**Procedimentos complementares para prevenir infecções**

Juntamente com o antibiótico profilático, se seguirmos uma técnica cirúrgica adequada, a infeção pós-operatória pode ser reduzida. A técnica correta envolve[13]

- Limpeza adequada do local da cirurgia
- Cumprimento rigoroso da técnica de esterilização.
- Evitar o traumatismo dos tecidos
- Minimizar o tempo de funcionamento

Em geral, foi demonstrado que o risco de infeção aumenta com cada hora de cirurgia. A depilação do local da cirurgia deve ser efectuada imediatamente antes da preparação do local da cirurgia. A depilação da pele na noite anterior à cirurgia aumenta a taxa de infeção.[14] A utilização de drenos cirúrgicos também pode contribuir para a infeção pós-operatória. Estes devem ser retirados o mais rapidamente possível. As medidas acima referidas melhoram consideravelmente a eficácia da profilaxia antibiótica.

## CAPÍTULO 4

### Aplicação específica da utilização de antibióticos, em Cirurgia Oral e Maxilofacial

### Cirurgia dentoalveolar:

Embora a flora microbiológica oral contamine as feridas de extração intra-orais e as feridas cirúrgicas, a taxa de infeção é muito baixa.[10,12] Este facto deve-se à excelente irrigação sanguínea dos tecidos orais. Não é necessário utilizar antibióticos profilácticos para prevenir a infeção em indivíduos saudáveis.

Os antibióticos profilácticos estão indicados no seguinte cenário :[15]

- Se o procedimento envolver o seio maxilar OU a cavidade nasal, pode resultar numa contaminação cruzada com novos organismos.
- Se o mecanismo de defesa do hospedeiro do doente estiver comprometido, por exemplo: estados nutricionais deficientes, problemas médicos complicados, presença de tecido necrótico/corpo estranho e diminuição do fornecimento de sangue à região.
- Os doentes que receberam transplantes de órgãos podem estar sob terapêutica imunossupressora a longo prazo e os doentes que estão a receber quimioterapia para o cancro devem ser submetidos a cirurgia sob cobertura antibiótica preventiva.
- Os doentes com doença metabólica diagnosticada (diabetes mellitus) que esteja bem controlada não necessitam de antibioterapia. No entanto, os doentes com doença metabólica não controlada (flutuação do nível de glucose, sob terapêutica com insulina) estão indicados para uma cobertura antibiótica profiláctica.
- Nos doentes submetidos a quimioterapia, a profilaxia antibiótica é considerada se for efectuado um procedimento dentário invasivo.

- Os doentes com SIDA, na ausência de infeção bacteriana, não necessitam geralmente de profilaxia antibiótica. Os antibióticos são considerados nos casos em que podem ocorrer mais probabilidades de bacteriemia (em caso de extração de dentes com abcesso).
- A AHA/ADA reconsidera a utilização de cobertura antibiótica para toxicodependentes crónicos por via intravenosa e para doentes que tenham sido submetidos a esplenectomia. [2,13,16]

**Cirurgia de terceiro molar impactado: [16]**

- A utilização e os benefícios da profilaxia antimicrobiana na cirurgia dos terceiros molares é controversa e não existem recomendações definitivas sobre o papel dos antibióticos profilácticos.
- Os doentes medicamente comprometidos são um grupo que pode beneficiar da utilização de antimicrobianos.
- A administração de antibióticos não está isenta de riscos, incluindo anafilaxia, desenvolvimento de bactérias resistentes e custos médicos injustificados.

A cirurgia dos terceiros molares é um dos procedimentos mais frequentemente realizados nas unidades orais e maxilofaciais e na prática geral. A antibioterapia profiláctica é definida como "a administração de qualquer agente antimicrobiano que previne o desenvolvimento de doença", o antibiótico tem de estar presente na circulação sistémica a um nível elevado no momento da cirurgia e é normalmente administrado numa dose única.

Peterson estabeleceu os seguintes cinco princípios de profilaxia antibiótica:

1. O procedimento cirúrgico deve apresentar um risco significativo de infeção.

2. Deve ser selecionado o antibiótico correto para o procedimento cirúrgico.
3. O nível de antibiótico deve ser elevado.
4. O momento da administração do antibiótico deve ser correto.
5. Deve ser utilizada a exposição mais curta possível aos antibióticos.

## CAPÍTULO 5

**Complicações pós-operatórias e antibióticos profilácticos:**

Existe um volume considerável de provas que defendem a utilização de antibióticos para a prevenção de infecções após a cirurgia dos terceiros molares. A melhoria do trismo, a redução da dor e do inchaço e a melhoria da cicatrização são resultados que têm sido utilizados para avaliar o sucesso dos antibióticos. Muitos profissionais recomendam a utilização de antibióticos profilácticos para extracções, incluindo a cirurgia do terceiro molar, apenas quando a infeção ativa está presente no momento da cirurgia. Mas Barclay[17] comparou a utilização de metronidazol com um placebo em doentes com pericoronite não aguda num estudo controlado e aleatório.

Foi examinada a evolução da dor e da osteíte alveolar no pós-operatório. Não foi encontrada qualquer diferença significativa entre os dois grupos. Num ensaio clínico aleatório, duplamente cego, controlado por placebo, que examinou a utilização profiláctica de penicilina e tinidazol na cirurgia de terceiros molares, Happonen et al. não relataram quaisquer vantagens em relação ao placebo após a cirurgia de terceiros molares[18] . Kazino et al. compararam a administração de metronidazol com um placebo e um medicamento homeopático. Foram avaliados parâmetros como a dor, o inchaço, o trismo e a cicatrização da ferida. Entre esses grupos não houve diferença significativa até o oitavo dia de pós-operatório. Após o oitavo dia, os pacientes que receberam metronidazol demonstraram melhor cicatrização da ferida e menos dor e inchaço em comparação com os outros grupos .[19]

Muitos autores não apoiam a administração indiscriminada de antibióticos a título profilático, uma vez que a incidência de infecções pós-operatórias é demasiado baixa para justificar tal ação. Goldberg et al., numa série de 500 doentes, referiram que a profilaxia antibiótica não era útil na prevenção de infecções pós-operatórias[20] . Curran et al. também concluíram que a profilaxia antibiótica não era útil para a prevenção de infecções pós-operatórias[21] . Capuzzi et al. compararam a amoxicilina pós-operatória durante quatro dias com a ausência de antibióticos em 146 doentes e não encontraram qualquer diferença estatística quando o inchaço e a dor pós-operatórios foram avaliados[22] . Monaco et al. examinaram a incidência de alvéolos secos e antibióticos; não registaram qualquer diferença significativa entre o grupo que recebeu amoxicilina e o grupo sem administração de antibióticos[23] . Os antibióticos profilácticos administrados para além do período perioperatório noutras formas de cirurgia "limpa e contaminada" não proporcionaram qualquer benefício adicional.

No mais recente estudo clínico prospetivo, duplamente cego, aleatorizado e controlado por placebo, Sekhar et al. comunicaram os resultados de três grupos de doentes. Cento e cinquenta e um pacientes que iam ser submetidos à remoção dos dentes do siso inferiores sob anestesia local foram incluídos nesse estudo. Um grupo recebeu 1 g de metronidazol oral uma hora antes da operação; o segundo grupo recebeu 400 mg de metronidazol oral de oito em oito horas durante cinco dias após a operação e o terceiro grupo recebeu um placebo. Foram avaliados parâmetros como dor, edema, trismo entre os dias 1 e 6 de pós-operatório e estado da ferida. Os autores não relataram diferenças significativas nos resultados entre os três grupos e concluíram que a profilaxia antimicrobiana não parece reduzir a morbidade após a remoção dos terceiros molares.[24] Os resultados de um estudo realizado por Yoshii et al. sugeriram que a terapia de 1 dia com lenampicilina pode, pelo menos, ser recomendada como profilaxia para a cirurgia de terceiros molares inferiores em pacientes clinicamente saudáveis. No entanto, este estudo não foi capaz de detetar complicações pós-operatórias em pacientes sem profilaxia antibiótica, uma vez que esse grupo não foi incluído na comparação .[25]

Poeschl et al. desenharam um estudo prospetivo envolvendo três grupos de pacientes que necessitavam de remoção de terceiros molares. Os pacientes do primeiro grupo receberam tratamento antibiótico com amoxicilina/ácido clavulânico como medicação oral durante cinco dias no pós-operatório. No segundo grupo, foi utilizada a clindamicina. No terceiro grupo, os doentes não receberam qualquer tratamento antibiótico. Concluíram que o tratamento antibiótico profilático oral pós-operatório específico após a remoção dos terceiros molares inferiores não contribuiu para uma melhor cicatrização da ferida, menos dor, ou aumento da abertura da boca e não conseguiu prevenir os casos de problemas inflamatórios após a cirurgia, pelo que não foi recomendado para uso de rotina .[26]

Existe uma grande quantidade de estudos que defendem ou desaprovam a utilização de antibióticos na cirurgia de remoção de terceiros molares. Muitos têm sido criticados por deficiências metodológicas, alimentando uma controvérsia contínua sobre o uso de antimicrobianos. A maioria dos estudos centra-se numa potencial relação entre os antibióticos e as complicações pós-operatórias, evitando questões como a utilização de uma técnica asséptica e o procedimento cirúrgico para minimizar o trauma.

Os doentes medicamente comprometidos são um grupo que pode beneficiar da utilização de antimicrobianos. Parece haver muito pouco ganho clínico com a administração de um antibiótico oral pós-operatório isolado. Quando se contempla a remoção cirúrgica de terceiros molares com impacto ósseo, pode ser considerada uma dose de antibióticos profilácticos parenterais na indução. No entanto, não existe qualquer vantagem nos doentes em que a remoção óssea não é necessária. Tendo em conta as conclusões anteriores, não existe justificação para a utilização de rotina de antimicrobianos profilácticos na cirurgia dos terceiros molares, pelo que não pode ser recomendada.

A incidência de complicações infecciosas e inflamatórias (CI) após uma extração de um terceiro molar mandibular (M3) impactado varia entre 0% e 45%, de acordo com diferentes estudos publicados. Existe controvérsia sobre a utilização de antibióticos sistémicos para a sua prevenção.

A prescrição de antibióticos nas exodontias de terceiros molares inferiores deve ser baseada em critérios de eficácia, segurança, conveniência e custo. Quanto à eficácia, os resultados demonstram que o antibiótico é eficaz, pois a frequência de CI é de 3 a 24 vezes maior se não for prescrito.[27]

**Implantes dentários:[28]**

Os primeiros regimes antibióticos profilácticos para implantes dentários começavam com uma dose pré-tratamento de 2 g de penicilina, por via oral, uma hora antes do procedimento, mas eram mantidos até 10 dias. Posteriormente, foram progressivamente encurtados para regimes de um a três dias

Os implantes dentários são um subconjunto interessante na cirurgia dento-alveolar. Envolvem a colocação electiva de um grande corpo estranho no osso através de um campo microbiologicamente infestado. Se um implante dentário for infetado por bactérias, a probabilidade de fracasso é elevada. Por este motivo, a profilaxia antibiótica é aplicada universalmente. Tal como acontece com a cirurgia dento-alveolar, grande parte da prática atual não se baseia em provas científicas, mas em declarações anedóticas de profissionais individuais. Existem muitas razões para o insucesso dos implantes, incluindo uma técnica cirúrgica deficiente, factores que levam a uma carga precoce, falta de qualidade óssea e factores do doente, incluindo hábitos como o tabagismo. Tal como referido na secção sobre os princípios da profilaxia, a razão para utilizar antibióticos profilácticos é a existência de uma taxa comprovadamente elevada de infeção pós-operatória ou se os resultados de uma infeção pós-operatória tiverem efeitos deletérios graves. Nenhuma destas condições se aplica aos implantes dentários. Se os implantes dentários forem infectados, o pior que pode acontecer é a perda do implante.

Estudos realizados por Peterson , Larsen P, sobre os efeitos do antibiótico na taxa de infeção após a colocação de implantes, nos quais não foi utilizado um grupo de controlo, concluíram que o antibiótico pré-operatório era eficaz na prevenção de infecções pós-operatórias. No entanto, noutros estudos mais bem controlados, não foi encontrada qualquer diferença nas infecções pós-operatórias/falhas de implantes entre os dois grupos[29] . Num estudo mais recente, de grande dimensão e multicêntrico, foram analisadas as falhas dos implantes e concluiu-se que se verificou uma redução significativa das falhas até à fase 2 da cirurgia quando foram administradas doses elevadas de antibióticos pré-operatórios[30] . Estes resultados foram confirmados num estudo de acompanhamento aos 36 meses na mesma população de doentes: 4,6% vs. 10% de insucesso. Estes estudos demonstraram o benefício da utilização de antibióticos profilácticos em pacientes com implantes dentários.

**Cirurgia ortognática:**

A cirurgia ortognática realizada através de uma abordagem extra-oral é considerada um procedimento limpo e não deve ser necessário antibiótico profilático, a menos que se preveja a comunicação com a boca.[13] Os procedimentos intra-orais e as cirurgias que envolvem o seio maxilar e a passagem nasal são feridas limpas e contaminadas e os antibióticos de curta duração demonstraram reduzir as taxas de infeção pós-operatória.[31,32] Num estudo em que um regime de 5 dias demonstrou ser melhor do que um regime de um dia.[33] Mas Aboobaker salientou que; a diferença foi causada pela diferença nos critérios utilizados para estabelecer a infeção da ferida.[34]

**Fracturas maxilofaciais**

Os doentes com fracturas do processo condilar tratados por redução aberta/redução fechada não necessitam (incisão extra-oral) de cobertura antibiótica profilática.[13] As fracturas em áreas não dentárias que não estão em comunicação com a boca são consideradas feridas limpas e não requerem terapia antibiótica. Em doentes com fracturas compostas do esqueleto facial, são necessários antibióticos para prevenir a infeção nos locais de fratura. Aproximadamente 50 % das fracturas em doentes que não recebem antibióticos ficam infectadas. A administração de antibióticos reduz este fenómeno para menos de 10 %[35, 36] . No entanto, na maioria destes estudos, os antibióticos não foram apenas administrados no pré-operatório, mas também durante um longo período no pós-operatório. Investigações mais recentes demonstraram que a profilaxia antibiótica a curto prazo é igualmente eficaz nestas situações.[15]

As fracturas do meio da face compostas na boca, nariz e seios para-nasais requerem cobertura antibiótica, mas outros estudos[15,35] mostraram que pode não ser necessário. Um destes estudos[37] não foi bem controlado e outros estudos utilizaram um número relativamente pequeno de casos, pelo que a questão continua por resolver. Assim, deve ser razoável considerar essas feridas como feridas limpas e contaminadas e devem ser utilizados antibióticos profilácticos pré-operatórios.

Os doentes com lesões traumáticas que envolvem a mucosa oral, a gengiva e a língua não necessitam de antibióticos profilácticos, porque essas feridas, embora contaminadas, geralmente cicatrizam sem infecções.[13]

As lacerações extra-orais simples causadas por objectos relativamente limpos que são fechadas no prazo de 4 horas também têm uma baixa taxa de infecções e não necessitam de antibióticos profilácticos.[38] As lesões extra-orais dos tecidos moles, tais como as causadas por ferimentos contundentes, ferimentos de bala e mordeduras e lesões que envolvem comunicação oro-cutânea, enquadram-se na categoria de feridas limpas - contaminadas/contaminadas e os doentes devem receber profilaxia antibiótica pré-tratamento. Se as feridas estiverem extremamente sujas, esses doentes também devem receber antibióticos terapêuticos no pós-operatório.

**Grande cirurgia da cabeça e do pescoço [3]**

Vários estudos/investigadores apoiam o facto de os doentes submetidos a procedimentos cirúrgicos importantes na região da cabeça e do pescoço, como a cirurgia oncológica e reconstrutiva, deverem receber antibióticos no pré-operatório. Há dúvidas quanto ao tempo que devem ser utilizados no pós-operatório. Vários estudos demonstraram que não há vantagem em prolongar os antibióticos profilácticos para além de um dia após a cirurgia nestes casos, a não ser que existam tampões/drenos nas feridas, que seja impossível obter um encerramento primário e que se verifique uma fuga prolongada de saliva para a ferida.[39]

A cirurgia pré-prótese transoral, a cirurgia craniofacial e a cirurgia de tumores consideradas como classe2/limpas e contaminadas[4,10] demonstraram que a utilização de antibióticos perioperatórios de curta duração demonstrou ser eficaz na prevenção de infecções das feridas pós-operatórias.

**Antibiótico nas infecções da cabeça e do pescoço**

Os cirurgiões orais e maxilofaciais vêem pacientes com infecções como parte da sua prática diária. As infecções podem ser odontogénicas, infecções dos seios nasais, osteomielite e infecções fúngicas. Estas infecções não só produzem dor, inchaço e inflamação grave, como também podem propagar-se ao SNC e causar dificuldades respiratórias. Estas situações podem levar a situações de risco de vida. O médico deve optar por um desbridamento e uma drenagem atempados e deliberados, bem como por uma terapia antibiótica adequada.[40]

As infecções odontogénicas são o processo infecioso mais frequente. Nas últimas quatro décadas de gestão das doenças infecciosas, ocorreram alterações significativas na utilização de antibióticos e antimicrobianos. As decisões de utilizar antibióticos no tratamento de infecções odontogénicas basearam-se em vários factores. O clínico deve, em primeiro lugar, diagnosticar a causa da infeção e determinar o tratamento dentário adequado para reduzir/controlar o processo infecioso.[41] É importante compreender o mecanismo da resistência antimicrobiana, os seus potenciais problemas e os meios de a ultrapassar antes de selecionar uma terapia antibiótica adequada.

# CAPÍTULO 6

## Indicações para a utilização de antibióticos

A terapêutica antibiótica deve ser utilizada como complemento dos tratamentos dentários e nunca como primeira linha de tratamento. A dor isolada/inchaços localizados não requerem tratamento com antibióticos. Pulpite, periodontite apical, drenagem do trato sinusal ou inchaço localizado podem normalmente ser tratados endodonticamente sem antibióticos.[15] A circulação no interior da polpa fica comprometida na presença de inflamação/infeção. Uma vez que um antibiótico é transportado pelo sistema vascular, a sua capacidade de atingir as bactérias numa concentração terapêutica será limitada. Este ambiente diminui a eficácia do antibiótico. O tratamento endodôntico/abertura de acesso ao dente e remoção das bactérias e dos seus subprodutos, desbridando completamente o sistema de canais radiculares, elimina eficazmente a infeção, reduz a inflamação e promove a cicatrização. O inchaço pode ser drenado através do dente/através de uma incisão nos tecidos moles. A drenagem estimula a cicatrização, alivia a pressão, melhora a circulação e elimina as bactérias. Remover a causa sempre que possível

Os antibióticos são indicados quando são evidentes sinais sistémicos de envolvimento. Febre, mal-estar, linfadenopatia/trismo são sinais clínicos que indicam a possibilidade de propagação da infeção. No cenário acima descrito, os antibióticos estão indicados. A escolha dos antibióticos deve basear-se no conhecimento do micróbio causador habitual.

Os pacientes com o mecanismo de defesa do hospedeiro comprometido podem indicar uma terapia antibiótica em conjunto com o tratamento dentário.

Seleção de antibióticos adequados [41,42]

A seleção do antibiótico no tratamento da infeção odontogénica é feita com base em vários factores.

1. Factores do hospedeiro na seleção de antibióticos
   - Agentes patogénicos habituais
   - Alergia/ intolerância
   - Compromisso do sistema imunitário
   - Terapia antibiótica anterior
   - Condições especiais
2. Factores farmacológicos
   - Espectro antimicrobiano
   - Distribuição tecidular de antibióticos
   - Farmacocinética
   - Efeito pós antibiótico
   - Condições especiais
   - Interações medicamentosas com antibióticos
   - Custo
   - Mecanismo de ação
   - Desenvolvimento de resistência bacteriana aos antibióticos

**Factores que afectam a seleção do antibiótico**

**Agente patogénico comum** [42,43]

As infecções odontogénicas são caracterizadas pela combinação de estreptococos facultativos e anaeróbios orais. Aproximadamente 3% das estirpes da espécie são resistentes às penicilinas. Entre os organismos anaeróbios predominam os peptostreptococos e os membros dos géneros Provetella e Porphyromones. Embora os peptostreptococos permaneçam sensíveis à penicilina, cerca de 25% das estirpes de Provetella e Porphymonas são resistentes à penicilina.[43] Os estudos mostram que os estreptococos sensíveis à penicilina predominam durante os primeiros 3 dias de sintomas clínicos e que os anaeróbios obrigatórios gm-ve e +ve mais resistentes aparecem em número significativo depois disso. Flym et al[44] registaram uma taxa clínica de 26% de resistência à penicilina em casos hospitalizados. Organismos como a Eikenella corrodens, que pode ser encontrada por vezes nas infecções odontogénicas causadas por mordeduras de cães e gatos, é fielmente resistente às penicilinas e completamente resistente à clindamicina[45] . As fluoroquinolonas tornaram-se o antibiótico de eleição para as infecções causadas pelos organismos acima referidos.

**Alergia/intolerância/reacções adversas a medicamentos:**

As reacções adversas e as reacções tóxicas dos antibióticos utilizados nas infecções da cabeça e do pescoço são relativamente ligeiras e pouco frequentes. Os antecedentes de reacções adversas/intolerância a um antibiótico, tais como a foto-toxicidade com tetraciclinas, a intolerância do TGI às eritromicinas, a nefrotoxicidade e a ototoxicidade dos amino-glicosídeos e a colite provocada por antibióticos com B-lactem, penicilinas antipsudomonais, cefalosporinas e clindamicina, devem ser tidos em conta na seleção do antibiótico adequado.

**Tipos de reacções adversas a medicamentos:[46]**

Alérgica: A administração do medicamento provoca uma resposta imunológica indesejável, ou seja, erupção cutânea, anafilaxia, que é frequentemente imprevisível.

Efeito secundário: Ocorre um efeito indesejável que é esperado ou previsível em doses terapêuticas, ou seja, náuseas, boca seca. Os efeitos secundários são os efeitos mais frequentes.

Toxicidade medicamentosa: Ocorre mais frequentemente em crianças e idosos frágeis, quando um sistema fisiológico é danificado por doses superiores aos níveis terapêuticos.

Idiossincráticas: Por definição, são respostas fisiológicas ou psicológicas não previstas que ocorrem em doses terapêuticas. Estas são únicas para um indivíduo.

A história de alergia é obtida junto do doente/família do doente. A alergia à penicilina é comum, a intolerância aos macrólidos e as interações medicamentosas são problemas frequentes. Nestes casos, deve ser considerada a escolha de clindamicina, metronidazol/antibióticos mais recentes. Entre 1% e 10% dos doentes que tomam inicialmente penicilina desenvolvem reacções alérgicas e as pessoas que não desenvolvem reacções têm menos de 1% de hipóteses de desenvolver uma alergia em caso de reexposição. Uma reação de hipersensibilidade à clindamicina, que é um substituto da penicilina em doentes alérgicos à penicilina, é um acontecimento raro. Cerca de 10% a 15% dos doentes alérgicos à penicilina são também sensíveis às cefalosporinas.[41] O grupo de alérgicos cruzados tende a incluir pessoas que têm reacções anafilactóides às penicilinas. As cefalosporinas devem ser evitadas nestes doentes. Os antibióticos B-lactémicos mais recentes, os monobactémicos e os carbepenémicos, têm uma sensibilidade cruzada muito menos frequente com o grupo das penicilinas.

**Compromisso do sistema imunitário**

Sempre que possível, em doentes imunocomprometidos, deve ser selecionado um antibiótico bactericida em vez de bacteriostático.[42] Os indivíduos infectados pelo VIH parecem ser capazes de lidar com infecções bacterianas orais quase tão bem como as pessoas não infectadas. Nas infecções da cabeça e do pescoço, os linfócitos B são os principais responsáveis pelo combate ao agente patogénico bacteriano extracelular. Por outro lado, as infecções fúngicas e virais, que são combatidas pela imunidade mediada por células (células T), são predominantes em indivíduos infectados pelo VIH mal controlados. Na fase terminal da SIDA, todos os tipos de linfócitos estão esgotados.[47]

**Terapia antibiótica anterior**

Os doentes que estão a tomar antibióticos de forma consistente/anteriormente terão uma maior incidência e proporção de organismos resistentes a essa terapia antibiótica. Neste cenário, o clínico tem a opção de alterar o antibiótico atual / aumentar a dose, talvez utilizando a via parentérica. Com a penicilina V (oral) e G (IV), os níveis sanguíneos séricos máximos são de 5,6 microgramas/ml e 20 microgramas/ml, respetivamente. Se mudarmos a via oral para a via parentérica de administração do antibiótico, verifica-se um aumento dramático da eficácia.[42] A resistência aos estreptococos viridans associados à endocardite (Strept. mitis, S. sanguis e Strept. salivarius) é elevada, atingindo 58%.

**Espectro antimicrobiano**

Para que um agente antibacteriano tenha atividade contra um provável agente patogénico, deve, em primeiro lugar, chegar ao local da infeção, penetrar no local-alvo da bactéria, manter uma concentração adequada no local da infeção e aí permanecer durante um período de tempo suficientemente longo para que o organismo seja inibido de realizar as suas funções vitais normais e seja capaz de matar o agente patogénico. Para medir a atividade de um determinado antibiótico no local da infeção, utiliza-se a concentração bactericida mínima (CBM)/concentração inibitória mínima (CIM). A concentração inibitória mínima (CIM), que é a concentração do antibiótico necessária para matar uma determinada percentagem das estirpes de uma espécie específica, normalmente 50%/90%. Estes dados são utilizados na seleção da escolha de antibióticos empíricos em várias infecções da cabeça e do pescoço.[48]

**Distribuição tecidular de antibióticos**

O antibiótico que melhor penetra na cavidade do abcesso é a clindamicina; a concentração de clindamicina no abcesso atinge 33% do nível sérico.[49] No tratamento da osteomielite, a penetração óssea do antibiótico é um fator importante. Os antibióticos que melhor penetram/se acumulam no osso são as tetraciclinas, a clindamicina e as fluoroquinolonas.[50]

A penetração no LCR/ capacidade das bactérias para atravessar a barreira hemato-encefálica é um fator importante na utilização de antibióticos contra infecções do SNC. A clindamicina, os macrólidos, a cefazolina e a maioria das cefalosporinas, os aminoglicosídeos, a anfotericina e o etambutol não penetram na barreira hemato-encefálica.[51] A penicilina G em doses elevadas atinge 5% a 10% da concentração sérica no LCR quando as meninges estão inflamadas. Nas infecções odontogénicas que ameaçam o SNC, a adição de metronidazol (30% a 100% de penetração) e de ampicilina (13% a 14% de penetração) é mais eficaz do que a utilização isolada de penicilina G.[52]

**Efeito pós-antibiótico** [48]

A PAE é definida como a supressão persistente do crescimento bacteriano após uma breve exposição das bactérias a um agente antibacteriano, mesmo na ausência de mecanismos de defesa do hospedeiro. Na PAE, a inibição do crescimento bacteriano é observada quando o agente antibacteriano já não está presente no meio ou, se estiver presente, a sua concentração é muito inferior à CIM. O tipo de antibiótico utilizado, a concentração e a duração da exposição ao antibiótico, a espécie e a estirpe bacteriana afectam a PAE. As quinolonas e os aminoglicosídeos foram os primeiros a descrever este fenómeno. Quando bactérias gram +ve e gram -ve foram expostas a uma concentração quatro vezes superior à CIM de quinolonas durante 1 hora, a PAE foi de cerca de duas horas. Este efeito ajudará o clínico a selecionar o antibiótico adequado, bem como a dose correta.

**Farmacocinética**

*Antibióticos dependentes da concentração Vs. dependentes do tempo:*[48]

A eficácia de alguns antibióticos, como as fluoroquinolonas e os aminoglicosídeos, depende da concentração, ao passo que a de outros antibióticos, como os B-lactâmicos e a vancomicina, depende do tempo. Nos antibióticos dependentes da concentração, a eficácia é determinada pelo rácio entre a concentração sérica do antibiótico e a concentração inibitória mínima (CIM), que é a concentração do antibiótico necessária para matar uma determinada percentagem das estirpes de uma espécie específica, normalmente 50%/90%. No caso dos antibióticos dependentes do tempo, é necessário manter a concentração sérica acima da CIM durante pelo menos 40% do intervalo de dosagem. No caso dos antibióticos dependentes do tempo, é necessário conhecer a semi-vida de eliminação no soro (t1/2). Por exemplo, a meia-vida da penicilina G é de ^ hora. Em 5 meias-vidas, resta apenas 3% do nível sérico máximo de penicilina. O nível sérico máximo após a administração de penicilina G é de 0,20 microgramas/ml, após 8 meias-vidas / 4 horas a concentração sérica é de aproximadamente 0,15 microgramas/ml. A CIM dos estreptococos viridans é de 0,2 microgramas/ml. Assim, a penicilina G IV, 2 milhões de unidades de 4 em 4 horas, deve ser altamente eficaz contra os estreptococos do grupo viridans.

A administração de uma dose diária de aminoglicosídeos como forma de reduzir a sua ototoxicidade e nefrotoxicidade, recentemente avaliada, revela um aumento modesto da vantagem terapêutica e uma possível diminuição da toxicidade[11] . Esta abordagem é atractiva, uma vez que permite poupar muitos custos.

**Condições especiais**

As tetraciclinas e as fluoroquinolonas devem ser evitadas nas crianças, devido à coloração dentária intrínseca e à condrotoxicidade, respetivamente. Entre os carbepenemes, o imepenem não é recomendado em crianças devido ao risco de convulsões. O meropenem é uma alternativa aceitável.

***Antibióticos na gravidez:*** [42]

As penicilinas, as cefalosporinas, a eritromicina e a clindamicina atravessam a placenta e têm efeitos terapêuticos tanto no feto como na mãe e não estão associadas a defeitos congénitos. Entre os macrólidos, a claritromicina é um fármaco da classe C com segurança incerta. No grupo das penicilinas, a ticaricilina deve ser evitada. Os aminoglicosídeos podem produzir toxicidade fetal e nefrotoxicidade. A tetraciclina, se administrada após os 5 meses de gestação, pode provocar a descoloração permanente dos dentes do feto, toxicidade hepática materna e defeitos congénitos. É um fármaco da categoria D, devendo ser evitado durante a gravidez. A utilização de metronidazol na gravidez é controversa. É carcinogénico em roedores, mas esses efeitos no ser humano ainda não foram provados. Pode ser utilizado nos 2nd e 3rd trimestres. Está classificado como medicamento da categoria B. As sulfonamidas, quando administradas no 3rd trimestre/próximo do parto, persistem no sangue durante 2 a 3 dias após o nascimento e estão associadas a iterícia, anemia hemolítica e kernicterus no recém-nascido. Este medicamento deve ser evitado durante o terceiro trimestre. A vancomicina está classificada como medicamento da categoria C da FDA. Tem havido controvérsia quanto ao potencial de auto-toxicidade e nefrotoxicidade fetal. A segurança das flouroquinolonas durante a gravidez não está estabelecida.

O volume sanguíneo e a depuração da creatinina aumentam na doente grávida. Este facto pode levar a uma menor concentração sérica de antibióticos em doentes grávidas, em comparação com doentes não grávidas. Por conseguinte, em infecções críticas, o nível sérico dos antibióticos pode ter de ser monitorizado e podem ser necessários ajustamentos compensatórios.

**Custo**

Embora a eficácia clínica e a redução da morbilidade da infeção e do tratamento sejam preocupações primordiais na gestão das infecções da cabeça e do pescoço, o custo é um fator que deve ser considerado quando outro fator não predomina.

**Princípios do tratamento das infecções odontogénicas [42,47]**

1. Determinar a gravidade da infeção
2. Avaliar as defesas do hospedeiro, assinalando quaisquer estados de

doença/medicamentos que possam afetar negativamente o hospedeiro.

3. Drenagem
4. Prescrever antibióticos com um regime de dosagem e duração de tratamento adequados.
5. Acompanhamento para confirmar os custos do tratamento e para detetar reacções adversas e a possibilidade de infecções oportunistas.
6. Considerar a realização de culturas e de testes de suscetibilidade em caso de insucesso do tratamento. A cultura é considerada nas seguintes situações.

- A terapia inicial com antibióticos não foi bem sucedida no controlo da infeção
- Se a infeção se estiver a espalhar para outros espaços faciais.
- O doente apresenta sinais e sintomas de septicemia.

**Adiar a cultura se** [53]

- A infeção é pequena / limitada localmente aos tecidos moles.
- Qualquer amostra é suscetível de estar contaminada com microflora oral (por exemplo, placa bacteriana, pericoronite)
- A infeção estabeleceu espontaneamente uma drenagem externa e não há indícios de propagação

**Antibiótico empírico de eleição nas infecções da cabeça e do pescoço**

**Infecções odontogénicas**

Os antibióticos empíricos são administrados antes de estarem disponíveis os resultados da cultura e dos testes de sensibilidade; a terapêutica antibiótica específica é selecionada com base nos resultados da cultura e dos testes de sensibilidade. O aumento da resistência à penicilina e o insucesso da terapêutica com penicilina num estudo[44] recomendaram a clindamicina como antibiótico empírico de escolha em infecções odontogénicas suficientemente graves para exigirem hospitalização. Pode ser administrada uma dose de carga de 600 mg aproximadamente 1 hora antes do início da terapêutica cirúrgica, seguida de 300 mg de 6 em 6 horas durante a duração da infeção.

A resistência à penicilina ainda não foi problema nas infecções odontogénicas exteriores.[54] A penicilina V continua a ser o antibiótico de eleição para as infecções odontogénicas fora do paciente. É prescrita uma dose de carga de 2000 mg de penicilina VK aproximadamente 1 hora antes do início da terapia cirúrgica, seguida de 500 mg de 6 em 6 horas. Se, no prazo de 48 horas, o doente não estiver a responder à penicilina, pode considerar-se a adição de metronidazol[15] . Este é prescrito numa dose de 500 mg de 8 em 8 horas. A duração da terapia antibiótica no tratamento de infecções odontogénicas é controversa. O conceito anterior era o de continuar a terapia antibiótica durante 2-3 dias após o desaparecimento dos sintomas da infeção. Devido ao desenvolvimento da resistência aos antibióticos, estudos recentes afirmam que o antibiótico pode ser interrompido com segurança assim que os sintomas da infeção diminuírem.[55] Nessa altura, as defesas do hospedeiro já controlam a infeção. No entanto, o tratamento de infecções graves em doentes imunocomprometidos pode ter uma duração mais longa. Devido à sua ineficácia contra os anaeróbios orais, os macrólidos já não são considerados como o antibiótico empírico de eleição para as infecções odontogénicas. A segunda escolha são as cefalosporinas de primeira geração. A amoxicilina é um antibiótico de largo espetro considerado no tratamento de doentes imunocomprometidos.

**Infecções sinusais**

Os problemas sinusais imitam, na maioria das vezes, a dor de origem odontogénica. Por vezes, as infecções sinusais podem ser de origem dentária. Um cirurgião oral e maxilofacial pode ter de tratar estas condições habitualmente. O tratamento com antibióticos deve ser reservado aos doentes que já tenham sido tratados durante 7 dias apenas com descongestionantes e analgésicos e que apresentem dor maxilar/facial/descarga nasal purulenta. Os doentes com dor intensa / febre podem necessitar de terapêutica antibiótica mais cedo e pode ser necessária hospitalização. Se tiverem sido prescritos antibióticos no mês anterior/se a incidência de pneumonia estreptocócica for superior a 30%, prescreve-se amoxicilina e ácido clavulínico/ cefalosporina de segunda geração durante 2 semanas.[56] Estudos recentes demonstram que a penicilina/amoxicilina isolada é tão eficaz como outros antibióticos de largo espetro e dispendiosos. [57] Na sinusite crónica, a flora torna-se mais anaeróbia, o antibiótico isolado pode não ser suficiente e está indicada uma cirurgia corretiva e uma consulta de otorrinolaringologia.

Se um doente com diabetes mellitus / doente imunocomprometido, doente em terapia com deferoximina previamente diagnosticado com infecções sinusais, deve suspeitar-se de infecções fúngicas. A anfotericina B e a cirurgia estão indicadas

**Osteomielite dos maxilares:**

A osteomielite tem uma grande variedade de apresentações clínicas, dependendo da virulência dos organismos infectantes, da resistência do hospedeiro e da reação do osso e do periósteo à inflamação. A calcitonina foi utilizada para tratar com êxito um caso deste tipo no úmero e uma osteomielite esclerosante difusa intratável de longa data da mandíbula com calcitonina, tendo os resultados sido encorajadores. Calcitonina 50 unidades /dia por via subcutânea e depois reduzida para 50 unidades duas vezes por semana.

Flucloxacilina 500 mg 4 vezes por dia e metronidazol 400 mg três vezes por dia durante 2 semanas, resulta em melhoria e provou ser benéfico.[58]

Os agentes patogénicos odontogénicos são os agentes causais mais frequentes da osteomielite. Os Actinomyces são outro agente patogénico proeminente na osteomielite crónica. É necessário um tratamento prolongado com antibióticos eficazes contra estes organismos. A penicilina oral e o probencid podem ser utilizados para uma terapêutica de longo prazo em doentes externos. O probencid inibe a excreção renal da penicilina e aumenta o nível sanguíneo obtido por via oral.

**Infecções fúngicas**

Vários fungos causam um vasto espetro de manifestações infecciosas na cabeça e no pescoço. As principais infecções fúngicas que preocupam o cirurgião oral e maxilofacial são a histoplasmose e a blastomicose, que causam lesões granulomatosas, a aspergilose e a mucormicose, que causam sinusite, e a candidíase, que causa lesões superficiais em doentes não imunocomprometidos e pode causar doença disseminada e invasiva em pessoas imunocomprometidas. A cultura de amostras, o exame histológico e a utilização de métodos moleculares diagnosticam estas infecções.

Em geral, as infecções fúngicas são tratadas com agentes antifúngicos do tipo azólicos para os casos menos graves e com anfotericina B para a doença disseminada e grave. Na candidíase superficial num sistema imunitário saudável, o clotrimazol é uma alternativa mais saborosa e económica à nistatina.

**Fendas**

O encerramento primário da fenda do lábio e do palato é classificado como uma operação limpa e contaminada e a infeção da ferida é um risco reconhecido. As consequências da infeção da ferida cirúrgica após a reparação da fenda do lábio ou do palato podem ser devastadoras, tanto a curto como a longo prazo. Os antibióticos são susceptíveis de reduzir a incidência de infeção da ferida e de complicações. Normalmente, uma proporção ligeiramente superior de cirurgiões não utilizaria qualquer forma de profilaxia antibiótica para a reparação de uma fenda palatina do que para a reparação isolada de uma fenda labial e, embora quase metade não utilizasse qualquer profilaxia antibiótica posteriormente, um terço continuaria a administrá-la durante 5 dias.[59]

**Profilaxia antibiótica de dose única em cirurgia oral em ambulatório :[60]**

A utilização de agentes antimicrobianos para prevenir a infeção é eficaz em muitas circunstâncias e está limitada a indicações específicas e bem aceites para evitar custos excessivos, toxicidade e resistência antimicrobiana. A profilaxia antimicrobiana pré-operatória tópica, oral e intravenosa tem sido importante para diminuir a incidência de infeção do local da cirurgia. O tempo necessário para que um antibiótico atinja uma concentração eficaz em qualquer tecido específico reflecte o seu perfil farmacocinético e a via de administração. A administração da profilaxia mais de três horas após o início da operação reduz significativamente a sua eficácia. Para um efeito máximo, deve ser administrada imediatamente antes ou depois do início da operação.

A profilaxia cirúrgica antimicrobiana pré-operatória é recomendada para procedimentos cirúrgicos com uma elevada taxa de infeção da ferida pós-operatória, quando é necessário implantar materiais estranhos ou quando a taxa de infeção da ferida é baixa, mas o desenvolvimento de uma infeção da ferida resulta em acontecimentos desastrosos. A infeção da pele incisada ou dos tecidos moles é uma complicação comum, mas potencialmente evitável, de qualquer procedimento cirúrgico. É inevitável alguma contaminação bacteriana de um local cirúrgico, quer a partir da flora bacteriana do próprio doente quer a partir do ambiente.

Nos procedimentos que requerem a inserção de implantes ou dispositivos protésicos, o termo infeção do local da cirurgia é utilizado para englobar a ferida cirúrgica e o implante. A infeção do local cirúrgico também inclui infecções que envolvem a cavidade corporal (por exemplo, um abcesso subfrénico), ossos, articulações, meninges e outros tecidos envolvidos na operação. A administração profiláctica de antibióticos inibe o crescimento de bactérias contaminantes e a sua aderência aos implantes protésicos, reduzindo assim o risco de infeção.

# CAPÍTULO 7

## Conclusão

Os objectivos da administração profilática de antibióticos a doentes cirúrgicos são reduzir a incidência de infeção do local da cirurgia, utilizar antibióticos de uma forma que seja apoiada por provas de eficácia, minimizar o efeito dos antibióticos na flora bacteriana normal do doente, minimizar os efeitos adversos e causar uma alteração mínima nas defesas do hospedeiro do doente.

É importante sublinhar que a profilaxia antibiótica cirúrgica é um complemento, e não um substituto, de uma boa técnica cirúrgica. A profilaxia antibiótica deve ser considerada como um componente de uma política eficaz para o controlo da infeção adquirida no hospital.

# CAPÍTULO 8

## Bibliografia


1) A. Omar Abubaker : Utilização de antibióticos profilácticos na prevenção da infeção de lesões traumáticas. Oral Maxillofacial Surg Clin N Am 2009; 21: 259-264

2) Dajani A, Taubert K, Ferrieri P, et al.Treatment of acute streptococcal pharyngitis and prevention of rheumatic fever: a statement for health professionals. Comité de Febre Reumática, Endocardite e Doença de Kawasaki do Conselho de Doenças Cardiovasculares em Jovens da Associação Americana do Coração. Pediatria 1995;96:758-64

3) Peterson LJ: Principles of antibiotic therapy. In topazine OMF infections 3rd edition 1994 160-197.

4) Dajani AS et al: Prevention of Bacterial Endocarditis - Recommendations by the American Heart Association (Prevenção da Endocardite Bacteriana - Recomendações da Associação Americana do Coração). J Am Med Assn 1997; 277:1794-1801

5) Andrew JH Simpson: Prophylactic antibiotics. Cirurgia 2002; 193197

6) Paul A. Moore: Indicações terapêuticas dentárias para os novos antibióticos macrólidos de ação prolongada. JADA 1999; 130:1341-1343

7) Andrew JH Simpson: Terapia antibiótica racional. Cirurgia 2002; 177-179

8) Peterson l et al: A profilaxia antibiótica a longo prazo não é necessária para a colocação de implantes dentários. JOMFS 1996; 54:76

9) Smilack JD: Trimetoprim-sulfametaxol. Mayo Clin Proc 1999; 74:730

10) Osborn T, Frederickson B, Small I, Torgerson T.Um estudo prospetivo das complicações relacionadas com a cirurgia dos terceiros molares inferiores.J *Oral Maxillofac* Surg1985;43:767-9

11) Saúde oral: Uso responsável de antibióticos na terapia endodôntica; março: 2001; 47-57

12) Ormiston JA, Neutze JM, Agnew TM, Lowe JB, Kerr AR: Endocardite infecciosa: uma doença letal. Aust N Z J Med 1981; 11:620-9.

13) Kenneth C. Bentley et al: Profilaxia antibiótica em cirurgia ortognática: Um regime de um dia VS 5 dias. J Oral Maxillofac Surg 1999; 57:226-230

14) Eilber FC, Eilber FR. Sarcoma dos tecidos moles. In: Cameron JL, editor. *Current surgical therapy*. 7ª ed., St. St. Louis (MO): Mosby; 2001. p. 1213-8.

15) Oikawa JH, Kaye D: Endocardite, fisiopatologia, tratamento e profilaxia na doença cardíaca valvular: avaliação e tratamento abrangentes. In: Frankl WS, ed. Philadelphia: FB Davis, 1986:335-57.

16) Martin MV, Kanatas AN, Hardy P. Antibiotic prophylaxis and third molar surgery. Br Dent J 2005;198:327-330

17) Browder W, Smith JW, Vivoda LM, Nichols RL. Nonperforative appendicitis: a continuing surgical dilemma. J Infect Dis. 1989 Jun;159(6):1088-1094.

18) Happonen RP, Nemarich AN, Marco WP. Comparação após cirurgia de terceiros molares inferiores: Uma análise estatística de 500 procedimentos consecutivos em consultório particular. *J Am Dent Assoc* 1990; 28: 12

19) Kazino GSN: Metronidazol (Flagyl) e arnica Montana na prevenção de complicações pós-cirúrgicas - um ensaio clínico comparativo controlado por

placebo. Br J Oral Maxillofac Surg 1984; 22: 42.

20) Goldberg MH, Nemarich AN, Marco WP. Complicações após cirurgia de terceiros molares inferiores: uma análise estatística de 500 procedimentos consecutivos em consultório particular. J Am Dent *Assoc* 1985; 111: 277-279.

21) Curran JB, Kenneth S, Young AR. Uma avaliação da utilização de antibióticos profilácticos na cirurgia dos terceiros molares. *Int J Oral Surg* 1974; 3: 1

22) Capuzzi P, Montebugnoli L, Vaccaro MA. Extração de terceiros molares impactados: Um estudo prospetivo longitudinal. *Oral Surg* 1994; 77: 341.

23) Monaco G, Staffolani C, Gatto MR, Checchi L. Antibioticoterapia na cirurgia de terceiros molares impactados. Eur *J Oral Sci* 1999; 107: 437441.

24) Sekhar CH, Narayanan V, Baig MF. Papel dos antimicrobianos na cirurgia dos terceiros molares: estudo clínico prospetivo, duplamente cego, aleatório e controlado por placebo. Br *J Oral Maxillofac Surg* 2001; 39: 134137

25) Yoshii T, Hamamoto Y, Muraoka S, Furudoi S, Komori T. Diferenças nas taxas de morbilidade pós-operatória, incluindo infeção e alvéolos secos, e diferenças no processo de cicatrização após a cirurgia do terceiro molar mandibular em pacientes que receberam profilaxia de 1 ou 3 dias com lenampicilina. *J Infect Chemother* 2002; 8: 87-93.

26) Poeschl PW, Eckel D, Poeschl E. Tratamento antibiótico profilático pós-operatório em cirurgia de terceiros molares - uma necessidade? *J Oral Maxillofac Surg* 2004; 62: 3-8.

27) Gorka Santamaria e Joseba Santamaria , Iciar Arteagoitia,Antonio Diez, Luis Barbier, Bilbao: Eficácia da amoxicilina / ácido clavulânico na prevenção de

complicações infecciosas e inflamatórias após a extração de terceiros molares inferiores impactados. Oral Surg Oral Med Oral Pathol Endod 2005;100:E11-8

28) AN Goss, B Lawler, PJ Sambrook: Antibiotic Prophylaxis for dentoalveolar surgery : Is it indicated? Australian Dental Journal Medications Supplement 2005;50:4.

29) Peterson LJ: Antibiotic prophylaxis against wound infections in oral and maxillofacial surgery. *J Oral Maxillofac Surg* 1990; 48: 617.

30) Wah Ching Tan, Marianne Ong, Jie Han, Nikos Mattheos, Bjarni E. Pjetursson, Alex Yi-Min Tsai, Ignacio Sanz, May C.M. Wong e Niklaus P. Lang: Effect of systemic antibiotics on clinical and patient-reported outcomes of implant therapy - a multicenter randomized controlled clinical trial. Clin. Oral Impl. Res. 25,2014/ 185-193

31) Francioli P, Glauser MP: Profilaxia bem sucedida da endocardite estreptocócica experimental com doses únicas de concentrações sub-letais de penicilina. J Antimicrob Chemother 1985; 15(Suppl A): 297-302.

32) Bentley KC, Head TW, Aiello GA. Antibiotic prophylaxis in orthog-nathic surgery: a 1 day versus 5-day regimen. J Oral Maxillofac Surg 1999;57:226-30

33) Child JS: Riscos e prevenção da endocardite infecciosa. Cardio Clin 1996; 14:327-43

34) Rees RE, Betts RF: Antibióticos profilácticos. Uma abordagem prática das doenças infecciosas. 4th ed. 1996:Chap.28B

35) Weigelt JA, Faro S. Antimicrobial therapy for surgical prophylaxis and for intra abdominal and gynecologic infections (Terapia antimicrobiana para profilaxia

cirúrgica e infecções intra-abdominais e ginecológicas). Am J Surg 1998 Dec;176(6A Suppl):1S-3S

36) Abubaker AO, Rollert MK. Profilaxia antibiótica pós-operatória em fracturas mandibulares: Um estudo clínico preliminar randomizado, duplo-cego e controlado por pla- cebo. J Oral Maxillofac Surg 2001;59:1415-9.

37) Dajani AS, et al: Treatment of streptococcal pharyngitis and prevention of rheumatic fever: a statement of health professionals on rheumatic fever, endocarditis, and Kawasaki disease of the Council on Cardiovascular Disease in the Young, the American Heart Association. Pediatrics Oct ; 96(4 pt 1)758-64.

38) Silvio Pitlik: Velhos remédios para novos bichos. BMJ 2003; 326:235-6

39) Jacobson JJ, Millard HD, Plezia R e Blankenship JR: Tratamento dentário e infecções tardias da articulação protética. Oral Surg Oral Med Oral Pathol 1986; 61:413-417

40) K.K. Sharma. Et al: Some new concepts in antibacterial drug therapy. Jornal Indiano de Farmacologia 2002; 34:390-396

41) Mollering RC Jr: A eficácia e a segurança de Quinupristin/Dalfopristin para o tratamento de Enterococcus faecium resistente a Vanco. Resistant Enterococcus faecium. J Antimicrob Chemotherapy 1999; 44:251

42) Ouro fino SM: Metronidazol. In: Mandell GL, Bennett JE, Dolin R, eds. Principles and practice of infectious diseases, 5$^{th}$ ed. Nova Iorque: Churchill Livingstone, 2000: Cap. 36

43) Karen A. Pbaker, Peter G.Fotos: The management of Odontogenic infections. Dent Clin N Am 1994; 38:4:689-705

44) Radandt Jmet al: Interações das fluoroquinolonas com outros medicamentos. Clin Infect Dis 1992; 14:272

45) Sood S, Kapil A, Das B, Jain Y, Kabra SK: Reemergência de Salmonella typhi sensível ao cloranfenicol. Lancet 1999; 353: 1241-2

46) Peter L. Jacobsoen, Elisa M. Chavez : Gestão clínica do paciente dentário que toma vários medicamentos. The Journal Of Contemporary Dental Practice, volume 6, No.4, 15 de novembro de 2005.

47) Stone HH, Haney BB, Kolb LD, Geheber CE, Hooper CA. Prophylactic and preventive antibiotic therapy: timing, duration and economics. Ann *Surg. 1979* Jun;189(6):691-699.

48) Burke A. Cunha, MD: Resistência à penicilina na pneumonia pneumocócica. Pós-graduação em medicina Vol.3, No.12 maio 2003 5-12

49) Orientações provisórias para a prevenção e controlo da infeção estafilocócica associada a uma suscetibilidade reduzida à vancomicina. MMWR Morb Mortal Wkly Rep. 1997 Jul 11;46(27):626-635

50) Goldberg MH, Nemarich AN, Marco WP 2nd. Complicações após cirurgia de terceiros molares inferiores: Uma análise estatística de 500 procedimentos consecutivos em consultório particular. J Am Dent Assoc 1985;111:277-9

51) Abubaker AO: Profilaxia antibiótica em cirurgia ortognática: um regime de 1 dia Vs 5 dias. JOMFS 1999; 57:230-2

52) Fekety FR: Segurança das cefalosporinas parenterais de terceira geração. Am J Med 1990; 88:38S

53) Fridrich KL, Patnoy BE, e Zeitler DL: Análise prospetiva da profilaxia

antibiótica em cirurgia ortognática. J. Int. de Ortopedia e Cirurgia Ortognática de Adultos 1994; 9:129-31

54) Lode H et al: Farmacodinâmica da flouroquinolona. Clin Infect Dis1999; 27:33

55) Winker MA: Ameaças microbianas globais emergentes e reemergentes: JAMA1995; 273:241

56) Stein A, Raoult D. Colistin: antimicrobial for the 21st century? Clin Infect Dis 2002; 35: 901-902

57) Lowery N, et al: Reacções do tipo doença do soro associadas à terapêutica com cefprozil. J Pediatrics 1994: 125:325

58) J. Jones , T.R. Amess, P.D. Robinson : British Journal of Oral and Maxillofacial surgery 2005; 43, 173-176.

59) A.G. Smyth , G.J. Knepil: Prophylactic antibiotics and surgery for primary clefts. British Journal of Oral and Maxillofacial surgery 2008; 46: 107-109

60) Fadia Alhamdani , Dr. Faaiz Alhamdani: Profilaxia antibiótica de dose única em cirurgia oral em ambulatório - estudo comparativo. *Iraqi J Pharm Sci , Vol. 17 (2), 2008*

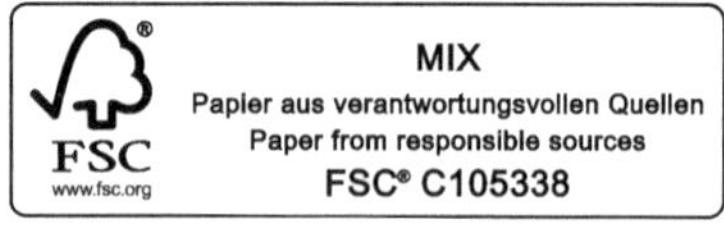


Printed by Books on Demand GmbH, Norderstedt / Germany